AF611503

DE LA

KÉRATITE INTERSTITIELLE

ET DE SON TRAITEMENT

PAR L'INTERVENTION CHIRURGICALE (IRIDECTOMIE)

PAR

Auguste COPPENS

DOCTEUR EN MÉDECINE DE LA FACULTÉ DE PARIS

PARIS

ALPHONSE DERENNE

52, Boulevard Saint-Michel, 52

1883

DE LA

KÉRATITE INTERSTITIELLE

ET DE SON TRAITEMENT

PAR L'INTERVENTION CHIRURGICALE (IRIDECTOMIE)

PAR

Auguste COPPENS

DOCTEUR EN MÉDECINE DE LA FACULTÉ DE PARIS

PARIS

ALPHONSE DERENNE

52, Boulevard Saint-Michel, 52

1883

A MES PARENTS

A MES AMIS

A MON PRÉSIDENT DE THÈSE

M. LE PROFESSEUR TRÉLAT

Professeur de clinique chirurgicale à la Faculté de Paris
Officier de la Légion d'honneur
Membre de l'Académie de médecine
Chirurgien des hôpitaux, etc.

A M. LE DOCTEUR DEHENNE

Professeur libre d'ophthalmologie

DE LA KÉRATITE INTERSTITIELLE

ET DE SON TRAITEMENT

PAR L'INTERVENTION CHIRURGICALE (IRIDECTOMIE)

INTRODUCTION

De toutes les affections de la cornée, la kératite interstitielle est sans contredit la plus rebelle. Résistant à tous les traitements, elle peut durer de longs mois, entraînant quelquefois des lésions irréparables, toujours une infirmité pénible. N'y eût-il que les troubles de la vision résultant d'une opacité à évolution lente, qu'il serait désirable d'agir rapidement ; à plus forte raison, quand la perte d'un organe aussi important que l'œil peut se trouver en cause, faut-il une intervention énergique et sûre. Mais quel remède héroïque opposer à une affection aussi essentiellement tenace? Nous avons vu dans certains cas l'iridectomie agir d'une façon si incontestable, donner des résultats si heureux, que nous nous proposons de discuter dans ce travail la valeur de cette opération comme moyen de traitement de la kératite interstitielle.

Nous avons trouvé dans le service de clinique ophthalmologique de M. le Dr Dehenne les observations que nous relatons plus loin. Nous le remercions très sincèrement de l'intérêt qu'il nous a témoigné pendant que nous suivions ses leçons, et de la parfaite obligeance avec laquelle il a mis à notre disposition tout ce qui pouvait nous servir à mener à bonne fin la tâche que nous avons entreprise.

Nous remercions également M. le professeur Trélat de l'honneur qu'il nous fait en acceptant la présidence de cette thèse.

Nous traiterons successivement de la kératite interstitielle, de son étiologie, et de son traitement par l'iridectomie, fournissant à l'appui de nos assertions quelques observations très probantes de l'emploi et de l'utilité manifeste de cette opération dans la kératite interstitielle.

CHAPITRE I

La kératite interstitielle, qui est parfaitement connue et décrite de nos jours, commence d'habitude par une opacité diffuse dont le siège est aussi peu précis que la forme est variable. Tantôt superficielle, tantôt profonde, tantôt centrale, tantôt périphérique, semblant toutefois affectionner particulièrement le centre et les parties déclives, affectant la forme d'un point, d'un anneau, d'un croissant à concavité supérieure situé dans la partie inféro-interne de l'œil, cette opacité est loin de présenter toujours le même aspect. Elle peut débuter par un simple nuage imperceptible à l'examen direct, si bien que le médecin se trouverait assez perplexe sur la nature de l'affection s'il n'avait recours à d'autres moyens d'exploration comme l'éclairage latéral, l'éclairage au miroir. D'autres fois, tout en n'étant pas bien exactement délimitée, l'opacité tranche d'une façon si nette sur les parties voisines, qu'il serait impossible de la méconnaître : quand l'épithélium est exfolié, ce qui est la règle, la cornée peut être justement comparée à un verre dépoli, une pierre à fusil, etc. Entre ces deux extrêmes, il y a naturellement bien des variétés, et bien des nuances.

D'une façon générale, on peut dire que le début est insidieux, mais que la tache une fois développée a de la tendance à s'étendre toujours progressivement, gagnant en surface et en profondeur, jusqu'au moment où elle restera stationnaire pour diminuer ensuite petit à petit. Aussi, a-t-on divisé le travail morbide en trois périodes :

Une première période, dite d'infiltration interstitielle.

Une deuxième de vascularisation.

Une troisième de résolution.

La période d'infiltration est caractérisée par l'apparition d'une tache blanchâtre ou grisâtre, sur le mode de formation de laquelle on ne se trouve nullement d'accord.

Suivant les uns (Cohnheim), elle serait toujours due au passage des globules blancs à travers les parois des capillaires et jamais elle n'aurait d'autre origine.

Suivant les autres (Hoffmann, Ranvier), qui ne sont ni moins affirmatifs, ni moins exclusifs, elle reconnaîtrait pour cause unique la prolifération des cellules fixes.

En présence de théories si complètement opposées, mais basées pourtant toutes deux sur des expériences convaincantes, il y a lieu d'être embarrassé et de se demander s'il ne serait pas plus simple d'admettre une double origine. Quoi qu'il en soit, diapédèse ou prolifération, un fait reste acquis, c'est la complète indépendance du tissu cornéen vis à vis du travail phlegmasique ; tout au plus subit-il un trouble léger dans sa transparence. Ce fait a son importance.

Si l'on songe, en effet, que le tissu propre reste intact, il est facile de concevoir que la simple résorption des produits pathologiques doive amener la guérison. L'on comprend également d'autre part, que, si le processus, soit par sa longue durée, soit par toute autre cause, agit sur ce même tissu propre au point de l'enflammer, il puisse en résulter une altération, une perte plus ou moins considérable de substance, et partant, des désordres irréparables.

Nous insistons sur ce fait, car il explique l'utilité, la nécessité même, dans certains cas, d'une intervention rapide.

La période de vascularisation succède peu à peu à la première ; la conjonctive s'injecte, le cercle périkératique se forme, et les vaisseaux apparaissent sur la cornée et dans son intérieur. Ceux-ci, provenant de la sclérotique et de la conjonctive, s'avancent peu à peu, dessinant des réseaux élégants, à mailles parfois tellement fines, que ces délicates arborisations ne peuvent être aperçues qu'à l'aide d'un assez fort grossissement. A l'œil nu, la cornée parait uniformément rouge, offrant l'aspect d'une vaste tache hémorrhagique. Cette vascularisation de la cornée semble avoir une influence notable sur la marche de la maladie ; on dirait qu'elle préside au travail réparateur. Dès qu'elle est complète, la période de résolution commence.

Celle-ci est caractérisée par la disparition lente, progressive des opacités ; la cornée s'éclaircit peu à peu, et le retour *ad integrum* se fait en sens inverse de la marche envahissante du processus, c'est-à-dire que les parties périphériques le plus tard atteintes sont aussi les premières délivrées. Ce fait explique pourquoi les parties marginales de la cornée sont toujours les plus transparentes.

Telle est la marche normale de la kératite interstitielle ; mais en est-il toujours ainsi ? Bien des fois il arrive que la seconde période est insignifiante, elle peut même complètement manquer ; d'autres fois, au contraire, elle apparait d'emblée, dès le commencement. De là, deux variétés de kératite, l'une vasculaire, l'autre non vasculaire. Le professeur Panas (1) les divise en kératite aiguë et kératite chronique, mais comme la forme vasculaire, tout en affectant d'habitude une allure plus franche, peut par une partie de sa symptomatologie, par sa terminaison même, se rapprocher beaucoup de l'autre, nous préférons employer un terme qui ne préjuge en rien de la marche ultérieure de l'affection. Suivant l'heureuse expression du docteur Dehenne, nous diviserons les kératites interstitielles en kératites à forme torpide et kératites à forme irritative, marquant par là les caractères distinctifs non moins tranchés que ces deux variétés puisent dans les symptômes subjectifs auxquels elles donnent naissance.

Dans la kératite interstitielle à forme torpide, le travail pathologique se fait d'une façon silencieuse, sans réaction inflammatoire d'aucune espèce, ni photophobie, ni larmoiement, ni douleurs. La diminution lente, graduelle, de la vision est le seul phénomène qui éveille l'attention du malade. Encore, le peu de retentissement des symptômes est-il fait pour laisser dans une fausse sécurité le malheureux patient dont la lésion n'est souvent que trop avancée lorsqu'il songe à y porter remède. Une première cause de gravité réside donc dans la marche sourde de cette affection. Il en est une seconde. Comme nous l'avons dit plus haut, l'apparition des vaisseaux coïncidant d'habitude avec un commencement de résolution, la vascularisation de la cornée semble avoir une influence directe sur le travail de résorption.

1. *Annales d'ophthalmologie*, 1881.

Or, ici, plus rien de pareil. Aucun vaisseau ne se montrant à aucune période de l'évolution, la marche du processus est d'une lenteur excessive, durant des mois, des années, jetant dans un état voisin du désespoir le malheureux qui, s'il guérit, ne le fait trop souvent qu'au prix d'une opacité considérable. C'est dans cette forme surtout que le traitement par l'iridectomie s'impose.

Tout autre est la kératite à forme irritative. Dès le début, la conjonctive s'injecte, le cercle péri-kératique se détache nettement, l'œil est rouge, enflammé, larmoyant, la sensibilité à la lumière est excessive, les douleurs sont vives, la cornée s'opacifie, se vascularise. L'évolution ne diffère pas moins que les symptômes : en quelques jours, la maladie atteint son maximum d'intensité et la guérison, qui est bien plus rapide, s'effectue aussi d'une façon plus complète.

Telles sont, avec leur physionomie bien tranchée, les deux formes de la kératite interstitielle. Est-il besoin d'ajouter qu'elles peuvent empiéter l'une sur l'autre, donnant naissance à une foule de sous-variétés inclassables qui sont les expressions de cette maladie chez les sujets que nous observons dans les cliniques?

Pour être complet, ajoutons une forme grave, décrite par le docteur Abadie (1) sous le nom de kératite maligne et caractérisée par une marche plus envahissante, une résistance désespérante à tous les agents thérapeutiques.

Après ce que nous venons de dire, n'y a-t-il pas lieu d'être étonné, vraiment, de l'optimisme avec lequel on

1. Abadie (*Union médicale*, 1880).

s'obstine à envisager cette maladie? L'on s'accorde généralement à dire, en effet, que le pronostic est bénin; oui, si on entend par là qu'il n'y a ni ulcération, ni suppuration de la cornée; non, si on parle de la vision qui presque jamais n'est restituée d'une façon complète.

Il est malheureusement trop prouvé que la guérison vraie s'obtient rarement, pour ne pas dire jamais. Presque toujours il reste une sorte de nuage qui intercepte à différents degrés le passage des rayons lumineux. Cela ne suffit-il pas pour assombrir le pronostic? Faut-il rappeler la possibilité de lésions graves du côté des autres membranes de l'œil?

CHAPITRE II

Bien des discussions se sont élevées au sujet de l'étiologie de la kératite interstitielle. Sans vouloir entrer dans tous les détails que comporterait l'étude approfondie de cette question, mais que nous interdit le cadre forcément restreint de ce travail, nous tracerons à grands traits son histoire, estimant qu'au point de vue du traitement surtout l'étiologie a la plus extrême importance.

Deux grands noms s'imposent d'abord : Mackenzie et Hutchinson ; le premier décrivant la kératite interstitielle sous le nom de cornéite scrofuleuse, le second sous le nom de kératite hérédo-syphilitique, dénominations différentes pour une maladie identique, qui montrent à quel point de départ différent aussi, syphilis ou scrofule, ils font remonter l'origine de la phlegmasie.

Mackenzie le premier donna de la kératite interstitielle une description classique ; mais rapportant tout à la scrofule, il laissa dans l'ombre un point important d'étiologie. C'était une lacune, Hutchinson (1) devait la combler. Ayant remarqué que bien souvent la syphilis marchait de concert avec ce genre de kératite, cet auteur fit des recherches en ce sens, et ne tarda pas à découvrir les corrélations étroites qui les unissent l'une à l'autre. Dans un

1. A clinical memoir on certain diseases of the eye and ear consequent on inherited syphilis (Hutchinson).

travail auquel rien n'est à ajouter, il mit hors de doute l'incontestable influence de la syphilis héréditaire. Il alla plus loin. Décrivant une certaine surdité et une malformation des dents particulière comme les compagnes habituelles de la kératite interstitielle (triade de Hutchinson), il fit de ces trois lésions des manifestations certaines de la syphilis héréditaire, et affirma de la façon la plus absolue qu'elle seule pouvait leur donner naissance.

Mooren (1) s'éleva bientôt contre cette manière de voir, mais absolu à son tour, il refusa à la syphilis toute action sur l'affection kératique. Que penser d'opinions si étrangement contradictoires ? La lumière sembla se faire pourtant, et l'école française, plus éclectique, admit la double influence de la syphilis et de la scrofule. Devant la Société de chirurgie, en 1871, Panas fit de cette affection une kératite cachectique, une kératite de misère organique, et la Société entière, à l'exception de deux membres, lui donna hautement raison. Mais la question, qui paraissait si définitivement tranchée, vient de s'ouvrir de nouveau, avec l'intérêt particulier que lui donnent et son actualité et la haute situation scientifique de ceux qui la traitent.

Tandis que le professeur Panas (2) affirmait en 1881 que la syphilis héréditaire n'est qu'une des causes nombreuses d'épuisement de la constitution qui conduisent au rachitisme et plus tard à la kératite interstitielle, le professeur Fournier, dans ses leçons professées cette année même à l'hôpital Saint-Louis, semble faire à la syphilis hérédi-

1. Ophthalmiatrische Beobachtungen Kranheiten der hornhaut und der sclero (p. 91), Mooren.

2. *Archives d'ophthalmologie*, 1881.

taire sinon l'unique, du moins la plus large part d'influence. Entre ces opinions si opposées de deux hommes, d'une compétence et d'une autorité incontestables, il ne nous appartient pas de juger ; nous nous bornerons à exposer les faits qui nous feraient plutôt pencher du côté de l'éclectisme. Nous ne pouvons passer sous silence, toutefois, un mémoire du docteur Parinaud qui vient de paraître dans les *Archives générales de médecine de novembre* 1883. Cet auteur cite 32 observations de kératite interstitielle où 25 fois la syphilis des parents était établie soit par des aveux, soit par la co-existence des trois faits suivants : kératite interstitielle, altérations dentaires, fausses couches chez la mère ou mortalité des enfants. Dans les neuf autres la syphilis lui paraît encore évidente, deux termes de la triade existant dans sept cas et pas un seul fait n'étant absolument négatif. Il en conclut que la kératite interstitielle est la manifestation d'une syphilis atténuée des parents, en faisant toutefois cette réserve, que la syphilis peut se transmettre sans conserver sa virulence ; elle imprimerait seulement à l'organisme une modalité particulière, une sorte de diathèse spéciale.

Sans revenir sur cette question si discutée de la valeur des dents de Hutchinson au point de vue du diagnostic de la syphilis héréditaire, nous ferons seulement remarquer que s'appuyer sur l'existence d'une kératite interstitielle, l'un des trois termes de la triade, pour prouver l'existence d'une syphilis héréditaire, alors qu'il s'agit précisément de prouver que cette kératite se trouve sous la dépendance de la syphilis, nous semble constituer un véritable cercle vicieux. Pour ce qui est de la modalité particulière, de la diathèse spéciale imprimée à l'organisme, nous croyons ces idées tout à fait en rapport avec celles qui font de la syphilis la cause débilitante, cachectisante par excellence.

Les sujets qui se présentent dans les cliniques, porteurs de ce genre de kératite, sont ordinairement d'un âge qui varie entre 11 et 18 ans. Il en est de plus jeunes comme de plus âgés, mais c'est l'exception.

Mackensie, Hutchinson, Davidson (1), etc., avaient appelé l'attention sur cette particularité que l'affection dont il s'agit s'attaque principalement à des filles, à tel point que l'un de ces auteurs, dans un nombre assez considérable d'observations qu'il fournit, n'en relève qu'une ayant trait à un jeune homme. Tous, ou à peu près, sont d'accord sur ce point, et l'on s'est demandé s'il n'y aurait aucune relation entre le développement des organes génitaux de la femme et cette affection, d'autant plus que celle-ci coïncide fréquemment avec divers troubles fonctionnels (aménorrhée, etc.). Dans le travail du docteur Parinaud, sur un relevé de trente-deux observations, dix seulement appartiennent à des garçons. Ici encore la prédominance est assez marquée. Tel n'est pas l'avis du professeur Panas (2) cependant, il dit avoir observé cette affection avec une égale fréquence dans les deux sexes : suivant lui, s'il y avait une prédominance en faveur des filles, elle serait bien peu marquée. Nous devons dire que nos chiffres se rapprochent beaucoup de ceux donnés plus haut, les deux tiers de nos cas appartiennent à des femmes. Quel que soit, du reste, le sexe de l'individu, il est certaines particularités qu'il

1. *Annales d'oculistique*, 1859.
2. *Archives d'ophthalmologie*, 1881. Panas.

présente quelquefois, mais qui ne sont pas constantes : arrêt de développement des maxillaires, forme spéciale de la voûte palatine, surdité accentuée, raucité et nasonnement de la voix, malformation spéciale des dents, peau plus rude très fournie en follicules sébacés, tout un ensemble enfin qui peut donner à la physionomie un cachet tout à fait caractéristique. Mais il n'en est pas toujours ainsi ; il est bien des cas et nous en avons vu où aucun de ces phénomènes ne se rencontre. C'est ainsi que nous observons en ce moment une jeune fille qui, en portant une kératite interstitielle avérée datant de près de trois mois, n'en possède pas moins les plus belles dents du monde et une physionomie d'une grande douceur. Elle a marché très tard et présente depuis deux ans des troubles de la menstruation ; elle nie tout accident spécifique personnel et n'en présente aucune trace, du moins pour nous appréciable : elle a des frères et des sœurs en vie, il n'y aurait eu qu'un cas de mort et encore tout récent.

La syphilis, en effet, est loin de s'imposer toujours, et si nous ne savions combien il'est parfois difficile de se prononcer sur cette question délicate, nous serions tenté, dans bien des cas, de conclure à sa non-existence, car souvent, malgré de minutieuses recherches, nous ne l'avons pas trouvée. Si l'on interroge, au contraire, le passé de ces malades, presque toujours l'on trouve qu'ils ont habité des logements insalubres, humides, contraires à toutes les règles de l'hygiène. Ils accusent généralement aussi des privations, la misère, un travail disproportionné avec la réparation. Un sujet d'étude bien intéressant consisterait à voir dans quelle proportion différente la kératite interstitielle s'observe dans la classe aisée et dans la classe pauvre. Sans doute, il y aurait là bien des causes d'erreur, et les recherches seraient difficiles ; mais sans pouvoir donner une opinion légitimée par l'expérience, nous croyons cependant que l'excès serait tout en faveur de la classe déshéritée. Et cependant, si la syphilis était la cause unique ou presque unique de cette affection, la répartition ne devrait-elle pas, toute proportion gardée, bien entendu, être à peu près égale ? L'on va nous objecter peut-être, que le riche, se soignant mieux, a plus de chances de guérir, et partant de procréer des enfants sains.

Parfaitement, mais le pauvre aussi soigne sa syphilis, du moins par le mercure et l'iodure ; ce qu'il ne peut aussi bien soigner, c'est la cachexie profonde où le jette cette maladie, et pour la guérison de laquelle il faudrait des remèdes d'un autre genre, toujours hors de sa portée.

Nous sommes loin de vouloir contester l'influence trop manifeste de la syphilis, nous voulons seulement faire des réserves, estimant que toutes les causes, soit héréditaires, soit acquises de débilité constitutionnelle peuvent contribuer à la production de la kératite interstitielle. Si chez certains sujets atteints de cette affection, comme nous en connaissons des exemples, il est impossible de trouver la moindre trace de lésions spécifiques, est-on bien en droit de conclure que toujours cette affection reconnaît la syphilis pour point de départ ? N'est-il pas plus logique d'invoquer plusieurs causes amenant au même résultat, la misère organique ? Suivant nous, la scrofule joue donc un rôle certain, ou plutôt le lymphatisme, car ce n'est pas, en général, sur des terrains fortement travaillés par la diathèse strumeuse, du moins au point de vue des manifestations extérieures, que se montre cette lésion de la cornée. Ni ganglions engorgés, ni vieilles cicatrices, rien de ce qui fait le cortège habituel de la scrofule vulgaire ; ni adénites, ni ophthalmies dans le jeune âge, mais l'impétigo de la face, l'acné, les angines, les nodus aux jambes, toutes les expressions en un mot de cet état général mauvais auquel on donne le nom ici de lymphatisme, là de rachitisme.

Le traitement lui-même semble donner raison à cette manière de voir ; les meilleurs agents thérapeutiques ne sont-ils pas l'huile de foie morue, le fer, l'arsenic, les reconstituants sous toutes les formes ?

Ajoutons que la kératite diffuse est une affection relativement rare ; 1 cas environ sur 128 ou 130 malades d'après les statistiques de Davidson (36 cas sur 4614), et de Panas (40 cas sur 5069). D'habitude, les deux yeux sont pris, quelquefois simultanément. Dans la grande majorité des cas, et sans que ce phénomène soit expliqué, l'œil gauche est atteint le premier, la lésion ne s'étendant à l'autre œil que huit jours, un mois, et même plus, après le début de l'affection sur le premier.

CHAPITRE III

Si l'histoire de l'iridectomie est déjà vieille, si ses divisions en iridectomie optique, antiphlogistique et préventive sont bien nettes, il est loin d'être exact que toutes ses applications thérapeutiques soient parfaitement connues; nous n'en voulons pour preuve que le titre même de cette thèse. Sur ce sujet, tous les traités spéciaux sont restés muets, ou à peu près, jusqu'à ce jour. Et pourtant, dès 1860 Teale (1), en publiant une observation sur laquelle nous reviendrons, parlait de l'iridectomie comme du plus puissant moyen d'intervention dans la kératite interstitielle. Plus tard, Davidson signalait également une double guérison obtenue par le même procédé.

Pourquoi cette question est-elle restée dans l'oubli? nous l'ignorons. Toujours est-il que, ni dans la discussion qui eut lieu devant la Société de chirurgie en 1864 (2), ni dans les divers écrits qui ont paru depuis cette époque, il n'en est fait mention. Nous devons faire exception, toutefois, pour deux thèses, parues : l'une en 1872 sur les effets de l'iridectomie dans les opacités cornéennes (3),

1. *Med. Times and Gazette*, 1860.

2. Discussion sur l'iridectomie devant la Société de chirurgie en 1864 (Richet, Follin et Dolbeau) *Bull. Soc. chirurg.* 1865, 2e série, t. V.

3. Thèse de doctorat, Paris, 1872. Pauchon.

l'autre en 1882 sur son emploi dans la kératite parenchymateuse et la scléro kératite (1).

Le professeur Panas en parle aussi dans ses leçons cliniques sur les kératites (2), mais pour dire que cette opération ne lui a donné aucun bon résultat, alors qu'il affirme avoir eu de bons effets, au contraire, à la suite de strabotomies. Il est juste d'ajouter, que, sans préconiser ce moyen de traitement, cet auteur n'y semble pas opposé dans un travail plus récent (3). Galezowski l'a employé également, nous verrons plus loin ce qu'il en pense. Enfin, Peyrot (4), jugeant l'iridectomie dans son emploi contre les taies de la cornée, conclut en ces termes : « Non, il n'est vraiment pas raisonnable de chercher à faire disparaitre par l'iridectomie une vieille cicatrice cornéale. »

Sans doute, il serait au moins téméraire de prétendre par ce moyen guérir une cicatrice, mais toutes les opacités cornéennes reconnaissent-elles pour cause ce genre de lésion ? N'en est-il pas autrement dans nombre de cas, et notamment dans celui qui nous occupe ? Du reste l'idée de traiter ces opacités par une opération chirurgicale n'est pas neuve, même en France. Le professeur Panas, comme nous l'avons vu plus haut, s'est plusieurs fois bien trouvé de la strabotomie, et Dehenne (5), et Bouhier (6) citent des cas de guérison ou d'amélioration obtenus par la can-

1. Thèse de doctorat, Paris, 1882. Carboué.
2. Leçons cliniques sur les kératites, 1876. Panas.
3. Archives d'ophthalmologie, 1881.
4. Thèse d'agrégation, 1878.
5. Du traumatisme curatif du pannus (*Union médicale*, 30 mai 1879.
6. Thèse de doctorat, Paris 1879.

thoplastie. Mais si la paracentèse, la sclérotomie, la strabotomie, la canthoplastie peuvent donner des succès, pourquoi enlever à l'iridectomie seule tout pouvoir éclaircissant, résolutif? Comment agissent donc ces diverses opérations? D'après Panas, leur action résiderait avant tout dans le traumatisme lui-même qui « en provoquant un afflux de sang et la formation de nouveaux vaisseaux, activerait la résorption languissante des exsudats interstitiels ». Mais, dans l'iridectomie n'y a-t-il pas aussi un traumatisme? D'après cette théorie elle ne devait donc pas être inefficace. Nous ne savons si l'action de l'iridectomie n'est pas plus complexe ; ce que nous affirmons, c'est son utilité certaine dans la kératite interstitielle. Quand on a vu cette affection, et cela à plusieurs reprises, durer des semaines entières, de longs mois même, sans donner lieu à aucun changement ; quand on voit, au contraire, l'éclaircissement se produire peu à peu dès que l'iridectomie est pratiquée, il faudrait être vraiment bien prévenu pour ne trouver là qu'une simple coïncidence. Nous ne parlons pas des phénomènes douloureux qui, quand ils existent, cèdent comme par enchantement ; ce fait, croyons-nous, n'est contesté par personne.

Comment en est-on arrivé à employer cette opération? D'une façon bien simple et tout à fait empirique. Qu'il nous soit permis de citer une observation d'iridectomie qui, pratiquée dans un but antiphlogistique, a servi à démontrer l'action évidente de cette opération sur l'éclaircissement de la cornée en général.

M. X,... âgé de 18 ans, est atteint, depuis son enfance, d'un vaste leucôme central de la cornée gauche occupant les cinq sixièmes de cette membrane. Il y a un an, il est pris subitement d'accidents glaucomateux graves qui l'amènent à la clinique. L'œil gauche est rouge, douloureux, très tendu, la tension intra-oculaire est considérablement augmentée, et les douleurs circumorbitaires sont très violentes. En présence des phénomènes aigus, une iridectomie est immédiatement pratiquée et le glaucôme est guéri en quelques jours. Nous pouvons faire remarquer en passant, qu'au moment où le malade est venu consulter, il n'avait pas de perception lumineuse du côté atteint. Quelques jours après, la lumière d'une lampe était distinctement aperçue à un mètre de distance et le patient voyait parfaitement l'ombre de la main qu'on passait devant son œil. Un mois après l'opération, l'opacité cornéenne avait diminué de moitié ; aujourd'hui, elle est réduite à un petit leucôme occupant le segment inférieur de la cornée, et le malade lit distinctement de gros caractères d'imprimerie.

Depuis quatre ans, M. Dehenne a recueilli un grand nombre de faits analogues qui, moins les accidents glaucomateux, sont absolument la reproduction de celui que nous venons de signaler. C'est à la suite d'observations de ce genre, tantôt en voulant créer une pupille artificielle pour une tache centrale persistante, tantôt en ayant recours à l'iridectomie pour combattre une affection concomitante, que l'on a remarqué que des opacités, jusque-là rebelles à tous les agents thérapeutiques usités, changeaient subitement de caractère, et marchaient d'un pas plus ou moins rapide vers la résolution. C'est ce qui est probablement arrivé partout, c'est en tout cas ce qui a eu lieu à la clinique du docteur Dehenne qui n'hésite plus, devant une kératite interstitielle stationnaire, en obéissant toutefois aux indications, à proposer l'iridectomie comme moyen suprême.

Deux questions peuvent se poser ici :

Premièrement. Dans une affection lente comme la kératite interstielle, mais susceptible pourtant de guérison spontanée, est-on en droit de recourir à l'iridectomie qui, quoique d'ordinaire bénigne, n'en présente pas moins les inconvénients et les hasards de toute opération sanglante ?

Deuxièmement. Dans quels cas et à quelle période de l'évolution, l'opération doit-elle être pratiquée ?

Dans tous les cas d'intervention chirurgicale, il faut se demander si le bénéfice que retirera le malade d'une opération est suffisant pour compenser les risques que cette opération lui fera courir ; il faut se demander encore si un insuccès, toujours à prévoir, ne substituera pas une infirmité plus forte à celle qu'on a pour mission de combattre ; ce qui revient à établir un parallèle entre la gravité de l'affection présente et les dangers sous toutes les formes de l'intervention chirurgicale.

D'après ce que nous avons dit dans le premier chapitre, la kératite interstitielle est une affection essentiellement rebelle et tenace, dont la guérison spontanée est tellement rare, qu'on peut dire qu'elle ne s'observe jamais. Nous sommes heureux de pouvoir citer, à cette occasion, quelques lignes de deux auteurs dont personne ne pourra contester l'autorité et la haute compétence.

« La kératite chronique est peut-être la maladie de l'œil qui offre le moins de prise aux moyens thérapeutiques.

Ancienne et générale, elle ne guérit en quelque sorte que par miracle, j'ai vu tout échouer contre elle. »

Voilà ce qu'écrivait Velpeau (1), et s'il est vrai que les progrès de la thérapeutique auraient pu rendre le pronostic plus bénin, voyons ce qu'en a dit à son tour de Wecker (2), dans un ouvrage plus récent.

« Les moyens exacts d'exploration dont nous disposons actuellement, nous permettent d'affirmer qu'une *restitutio ad integrum* absolue est chose bien rare dans une kératite diffuse généralisée, et ayant persisté quelque temps, si toutefois elle peut se rencontrer. »

Il résulte de là que tout œil atteint de kératite interstitielle ne pourra recouvrer complètement ses fonctions ; les objets paraîtront plus ou moins brouillés, plus ou moins confus ; dans quelques cas, la perte de la vue demeurera complète.

Les malades privilégiés pourront s'en consoler peut-être en songeant que le second œil est encore bon ; ils se soigneront pour le conserver intact ; mais les autres, ceux qui ont besoin de travailler, ceux surtout qui ont besoin de se servir de la vue, n'auront-ils pas là un perpétuel sujet de crainte ? Que sera-ce, si la maladie s'étend à l'autre œil , ce qui n'est malheureusement que trop fréquent, la misère pour eux et pour toute leur famille ? le désespoir ? Admettons que toute l'infirmité consiste en un simple trouble de la vue, même dans ce cas quel tort peut causer une iridectomie habilement faite ? N'y a-t-il pas là toutes les indications même de l'iridectomie optique ? et en sup-

1. *Dict. méd.* en 30 vol., t. 18.
2. Thérapeutique oculaire.

posant que son but d'enrayer la maladie ne soit pas atteint, n'aura-t-elle pas créé une pupille artificielle? L'on pourrait nous objecter qu'en opérant en plein processus inflammatoire il y a chance pour qu'il se forme des exsudats dans le champ pupillaire : ceci sera à traiter quand nous aborderons la question d'opportunité.

En regard de ce que nous venons de dire, mettons les inconvénients de l'iridectomie, et voyons s'ils peuvent entrer en balance avec ceux résultant de l'affection. Depuis que Desmarres et de Graefe ont vulgarisé cette opération, on en est bien revenu sur sa prétendue gravité. Tous les jours on y a recours, et les accidents sont tellement rares qu'on pourrait presque les nier. Quels sont-ils du reste? la suppuration de la cornée? on ne l'observe jamais (1); les hémorrhagies de la chambre antérieure? c'est tellement bénin qu'elles ne doivent pas entrer en ligne de compte; l'enclavement de l'iris? mais avec un peu de précaution et d'adresse cette complication ne se présente même pas. Il n'existe donc aucune bonne raison pour refuser le bénéfice de l'iridectomie, et à la première question nous répondons avec conviction : oui, le médecin a le droit de pratiquer cette opération dans la kératite interstitielle; dans quelques cas même, c'est son devoir.

Il est plus difficile de répondre à la seconde question, car ici se rencontrent une foule d'indications spéciales re-

1. Cependant M. Dufour de Lausanne dans le *Bulletin de la Société d'ophthalmologie de* 1883, cite le cas où une double iridectomie fut suivie de suppuration. Il ajoute, hâtons-nous de le dire, que l'individu opéré présentait d'autres points de suppuration sur diverses parties du corps.

latives à l'âge, à la position de fortune, à l'évolution de la maladie, etc., qui empêchent de poser des règles bien fixes et qui laissent à la sagacité du médecin le soin de décider si une intervention immédiate est indiquée ou ne l'est pas. Avec une évolution identique, deux kératites peuvent présenter des indications différentes suivant les besoins au moment de ceux qui les portent.

Il est évident que l'homme riche qui a le temps d'attendre, n'est pas aussi pressé de guérir que l'ouvrier qui a besoin de son travail pour vivre; il peut laisser faire à la nature jusqu'à ce qu'il lui soit clairement démontré qu'elle ne lui viendra plus en aide, en faisant cette restriction cependant, qu'il vaut toujours mieux que l'attente ne soit pas trop longue, les exsudats interstitiels pouvant s'organiser et provoquer des désordres dans le tissu cornéen lui-même. De là cette règle formelle d'intervenir le plus rapidement possible dès que la marche vers la résolution se trouve arrêtée. Si vers la sixième semaine de son évolution, le processus semblant demeurer stationnaire, ne modifie pas sa manière d'être, le Dr Dehenne n'hésite pas à pratiquer l'iridectomie, quand même l'état inflammatoire n'aurait pas complètement disparu. L'acuité de l'affection n'est pas toujours une contre-indication, et voici les conclusions de Galezonski (1) sur ce point : « L'iridectomie peut non-seulement arrêter les accidents inflammatoires de la kératite interstitielle, mais elle peut enrayer la marche de la maladie et abréger d'une manière considérable la durée de l'affection, surtout lorsqu'elle est pratiquée au

1. Recueil d'ophthalmologie, juillet 1881.

début du mal. » Nous avons du reste entre autres observations, celle du nommé V... d'Enghein, opéré par le Dr Dehenne en pleine période inflammatoire et dont la guérison est absolue. Les exsudats qui pourraient se former dans le champ papillaire ne sont pas à craindre si l'on a le soin d'instiller immédiatement quelques gouttes d'atropine.

Comme la kératite interstitielle est toujours l'expression d'un état général mauvais, il est naturel d'ordonner ici dès le début l'huile de foie de morue, le fer, l'arsenic, l'iodure de potassium, les mercuriaux, en un mot les anti-strumeux et les anti-syphilitiques suivant les cas, les reconstituants toujours.

L'on pourra employer en même temps les instillations d'atropine, les compresses d'eau chaude, les cataplasmes, tout ce qui peut activer la résorption des produits infiltrés. L'iridectomie agirait-elle sans l'aide des moyens généraux que nous avons énumérés ? Nous ne savons, une pareille expérience étant interdite. Ce que nous affirmons de nouveau, c'est qu'il est des cas où, ces moyens généraux aidés des moyens locaux ayant complètement échoué, l'iridectomie est venue donner à l'affection une impulsion résolutive incontestable.

Observation I

Double kératite interstitielle. Double iridectomie. Amélioration notable.
Méd. Times, and *Gazette*, 1860.

Maria C..., âgée de 28 ans, célibataire, affaiblie par plusieurs mois de soins prodigués à un malade, est prise pour la première fois, il y a trois mois, d'une inflammation des yeux. Aucune raison de suspecter la syphilis primitive. Ses dents sont rabougries, transversalement cannelées, espacées, telles que Hutchinson les décrit comme résultant de la syphilis héréditaire. Avant de la mettre au monde sa mère avait eu sept fausses couches et des enfants morts.

Œil droit. — Inflammation datant de trois mois, cornée pommelée et opaque dans toute son étendue, empêchant d'apercevoir l'iris; globe très-mou, vision réduite à la simple perception lumineuse.

Œil gauche. — Cornée couverte de taches interstitielles rouges et blanches avec une ou deux parties plus claires à la marge où l'iris peut être distingué. Aperçoit la lumière d'une chandelle, mais ne peut compter les doigts ; globe mou.

Juillet 25. — Iridectomie sur les deux yeux, dans le double but d'arrêter le processus inflammatoire dont l'extension est déjà si préjudiciable, et de procurer une pupille artificielle à la partie de la cornée restée transparente sur le meilleur œil.

26. — La douleur et la photophobie sont très calmées, la jeune femme dort mieux qu'elle n'a fait depuis plusieurs semaines.

6 Août. — Amélioration lente, mais persistante, depuis l'opération.

30 Octobre. — *Œil droit.* — Le globe a recouvré sa tension naturelle et est indemne de toute irritation. Opacités pommelées sur toute la cornée. Peut compter les doigts à la distance de quatre pouces.

Œil gauche. — Tension presque naturelle. Sensibilité et rougeurs légères autour de la cornée. Peut compter les doigts à sept pouces de distance.

Voici de quelles réflexions Teale fait suivre cette observation :

D'après les cas précédents et d'autres où j'ai pratiqué l'iridectomie, je suis fermement convaincu que nous possédons, dans cette opération, un très puissant moyen d'arrêt contre certains processus de désorganisation sur lesquels nos anciennes méthodes de traitement avaient peu d'action.

Dans un grand nombre de ces cas, une plus ou moins grande partie de la vision a été rendue.

Dans d'autres, où par suite de la longue absence de traitement, un changement de structure permanent de la rétine ou de la cornée avait rendu le rétablissement de la vision impossible, il n'en est pas moins résulté un bénéfice incalculable par l'apaisement des douleurs et l'arrêt de la marche de désorganisation. De ces derniers cas, je crois qu'il n'en est guère un où la vue n'eût été préservée ou restituée, si l'opération avait été pratiquée à une période moins avancée de la maladie.

Observation II

(Recueil d'ophthalm. 1881, Galezowski, résumé).
Kératite interstitielle double. Double iridectomie. Amélioration d'un œil. Guérison complète de l'autre.

Mme X..., âgée de 29 ans, consulte le 23 mai 1879 pour une kératite interstitielle de l'œil droit dont elle souffre depuis deux mois. Injection périkératique très développée, trouble caractéristique de la kératite interstitielle avec plaque blanche, épaisse et opaque occupant le segment inférieur. Quelques vaisseaux commencent à se former sur les parties opaques. Douleurs. Alternatives de mieux et de pire. Aucun signe de syphilis, constitution lymphatique, rhumatisante. L'affection résistant au traitement employé, iridectomie le 2 décembre 1879 à la partie supérieure de la cornée. Soulagement immédiat, cicatrisation régulière, progrès de la kératite enrayés, et au commencement de janvier 1880, diminution notable de la rougeur scléroticale. Cornée commence à s'éclaircir.

Vers la fin de janvier, l'œil gauche est pris de kératite interstitielle avec douleurs névralgiques intenses. Même marche de la maladie qu de l'autre côté. Iridectomie le 16 mars 1880, le trouble de la cornée commençant à s'accentuer surtout vers la partie centrale. Suites d'opération très simples: cessation des douleurs, la marche de la maladie est enrayée. Déjà vers les premiers jours du mois de mai, la cornée est plus claire et à la fin de juillet, la guérison de cet œil est complète sans aucune trace d'opacité. L'acuité de l'œil gauche est normale, tandis que dans l'œil droit elle est sensiblement diminuée.

Observation III

(Thèse de doctorat, 1882. Carboué, résumé).
Kératite interstitielle double. Double iridectomie. Arrêt dans la marche de l'affection. Guérison presque complète.

Mademoiselle Gabrielle L..., âgée de 18 ans, d'une constitution faible, d'un tempérament strumeux, est atteinte à l'œil droit de kératite interstitielle. Après un mois ou deux d'un traitement local et général, excision de l'iris dans la partie supérieure.

L'opération arrête la maladie et est bientôt suivie d'une amélioration notable dans l'état de la cornée. Quinze mois après l'opération, l'œil gauche est atteint à son tour, et, après un long traitement l'état local ne se modifiant pas, l'excision de l'iris est pratiquée le 3 juillet 1879. Arrêt des progrès de l'affection et bientôt amélioration sensible.

Le 5 septembre, état suivant :

Œil droit, opéré depuis deux ans ; champ pupillaire artificiel parfaitement net. La cornée n'est pas complètement transparente; il reste un léger nuage étendu sur presque toute sa surface. La malade lit couramment avec cet œil le numéro 12 de l'échelle de M. Galezowski à 20 centimètres, mais difficilement le numéro 8 à une moindre distance. Elle avait avant son affection, une myopie prononcée.

Œil gauche. — Cornée opaque surtout au centre, mais déjà beaucoup moins qu'au moment de l'opération. La malade lit de cet œil, le numéro 20, mais n'y voit pas assez pour se conduire dès que la nuit commence à venir. Au mois de janvier 1881, cornées presque complètement normales. A peine remarque-t-on quelques traces d'opacités superficielles. Toujours traitement par l'huile de foie de morue.

OBSERVATION IV (résumée)

(Thèse de doct., 1882. Carboué).
Double kératite interstitielle et double iridectomie. Guérison complète.

Mlle Desmet, 20 ans. Strumeuse. Kératite interstitielle à droite, taie centrale à gauche. Iridectomie à droite le 11 novembre 1879.

1er avril 1880. — Cornée d'une netteté parfaite, la malade voit très bien de cet œil.

Un an plus tard, l'œil gauche est pris à son tour ; grandes infiltrations interstitielles.

Iridectomie à gauche le 3 février 1881. Dès la première semaine après l'opération, l'injection péri-kératique a disparu, l'infiltration tend à se résoudre. Un mois après, il ne reste plus qu'un tout petit point imperceptible situé au centre et qui diminue chaque jour. L'œil droit, opéré antérieurement, est resté normal ; le champ de la pupille artificielle est d'une netteté parfaite.

Les trois observations suivantes, nous les avons recueillies à la clinique ophthalmologique de M. le docteur Dehenne.

OBSERVATION V

Kératite interstitielle à forme torpide, guérie en huit jours par l'iridectomie.

Madame B..., âgée de 30 ans, mariée depuis six ans, vient consulter au commencement de juin 1883 pour une affection de la cornée de l'œil droit qui remonte à six semaines et qui lui a enlevé complètement l'exercice de la vision de ce côté. Lorsqu'elle se présente, on voit que sa cornée droite est complètement opaque et sans la moindre réaction inflammatoire. Elle est pour ainsi dire porcelainisée dans toute son étendue. Il ne reste à la périphérie qu'un petit anneau extrêmement étroit de portion transparente. Elle n'a jamais souffert, ce qui explique toute l'indécision qu'elle a mise à demander un avis. Interrogée avec tout le soin possible, elle ne peut donner aucun renseignement, ni sur l'étiologie, ni sur la pathogénie de son affection. Elle s'est simplement aperçue que sa vue se brouillait de plus en plus. On ne trouve aucun antécédent spécifique ni de son côté, ni du côté de son mari. Le seul argument que l'on puisse faire valoir en faveur d'une syphilis quelconque (héréditaire ou acquise), c'est qu'en cinq ans elle a eu quatre enfants dont les trois premiers sont morts en bas âge et dont le quatrième ne paraît pas jouir d'une santé parfaite.

Les dents ne sont pas échancrées au niveau de leur rebord libre, et il n'y a jamais eu de surdité. Néanmoins, un traitement spécifique est institué, combiné avec l'huile de foie de morue à haute dose. Les injections sous-cutanées de peptone hydrargirique sont proposées et ne sont pas acceptées. Six semaines se passent sans que l'on puisse constater la moindre amélioration dans l'état de l'œil. La malade se fatiguant de voir que sa situation ne changeait pas, M. Dehenne propose de faire une opération qui est acceptée. Une iridectomie est pratiquée le 3 août. Le lendemain l'incision cornéenne était absolument cicatrisée sans que la malade eût souffert et sans que l'on pût constater la moindre injection de côté de la conjonctive. En revanche, la cornée paraissait beaucoup moins opaque, et huit jours après elle avait recouvré une transparence parfaite qui s'est du reste maintenue jusqu'à ce jour. La vision de cet œil est aussi nette que possible, et, chose digne de remarque, il ne reste en aucun point aucune trace de l'infiltration cornéenne qui pourtant avait été complète.

D'après la lecture même de l'observation, il n'est pas difficile de comprendre que Mme B... était atteinte d'une kératite interstitielle à forme torpide qui a cédé en huit jours à l'intervention opératoire. Il est permis de croire que la nature livrée à elle-même ne serait pas arrivée au même résultat.

Observation VI

Kératite interstitielle à forme irritative. Traitement par l'iridectomie. Guérison rapide et complète.

M. D..., âgé de 28 ans, professeur de mathématiques, vient à la clinique dans le courant du mois d'août 1883. Il est atteint d'une kératite interstitielle à forme irritative qui a débuté au mois de décembre de la précédente année. Trois ans auparavant M. D... avait été atteint d'une affection cornéenne sur laquelle il ne donne que des détails peu précis. L'interrogatoire le plus minutieux ne permet de découvrir chez lui aucun antécédent syphilitique. Quant à ses ascendants, il ne peut donner sur eux aucun renseignement. Il n'a jamais été sourd, le système dentaire est aussi parfait que possible.

Aussitôt que M. D... se vit malade au mois de décembre, il alla consulter un de nos maîtres les plus estimés de la capitale entre les mains duquel il resta jusqu'au mois d'août. Il fut soumis au traitement spécifique dans toute sa rigueur. Il prit jusqu'à 3 et 4 grammes d'iodure de potassium par jour; il fit pendant plusieurs mois des frictions d'onguent napolitain, prit beaucoup d'huile de foie de morue. On lui fit même des injections sous-cutanées de peptonate de mercure et le tout sans le moindre résultat. M. D... avait dû abandonner ses leçons, ne pouvant plus se livrer à aucun travail, et était tombé dans la plus profonde misère. M. Dehenne, jugeant inutile de continuer un traitement qui, pendant neuf mois, était resté impuissant, proposa immédiatement l'iridectomie qui fut acceptée et pratiquée le lendemain matin. Du traitement général, on ne conserva que l'usage de l'huile de foie de morue. Dès le lendemain de l'opération, la cornée avait perdu de son aspect flou. Les phénomènes irritatifs, larmoiement, photophobie, etc., dont le malade se plaignait tant, disparurent rapidement. Les douleurs cessèrent aussitôt, et quinze jours après la cornée était redevenue complètement transparente. M. D... partit en vacances d'où il revint absolument guéri et à la rentrée d'octobre, il put reprendre ses leçons qu'il avait dû abandonner bien malgré lui.

On remarquera que, quoique un seul œil fût pris, tout travail était devenu impossible. Même lorsque l'œil malade était hermétiquement fermé et bouché, l'autre œil devenait aussitôt larmoyant, était péniblement impressionné par la lumière, et, au bout de quelques instants, toute attention soutenue devenait impossible.

Qui oserait affirmer que, si l'opération n'avait pas été pratiquée, M. D... eût été aussi rapidement et aussi complètement guéri ? Et en supposant que la nature eût fait à elle seule tous les frais de la guérison, peut-on croire facilement que la cornée eût repris toute sa transparence ?

Observation VII.

Mlle X..., couturière, âgée de 24 ans, vient à la clinique dans le courant du mois d'août Elle est atteinte de kératite interstitielle (œil droit) à forme irritative dont le début remonte à trois mois. Depuis cette époque, il lui est impossible de se livrer à aucun travail ; chez elle les phénomènes subjectifs sont excessivement marqués. Elle est d'autant plus impressionnée par sa maladie qu'il lui reste sur la cornée de l'œil gauche des taies anciennes, vestiges de kératites pustuleuses à répétition. Elle demande à être débarrassée rapidement, car pour elle aussi c'est la misère si l'affection doit se prolonger. Elle est soumise au traitement spécifique, quoique ici encore les renseignements soient des plus vagues. Au bout d'un mois, le médecin et la malade sont lassés de voir qu'il n'est pas survenu la moindre amélioration dans l'état local. L'iridectomie proposée et acceptée est pratiquée aussitôt et donne, comme dans les cas précédents, un résultat des plus heureux. Depuis cette époque, la guérison ne s'est pas démentie.

Devant l'éloquence de ces faits, nous jugeons inutile d'insister davantage sur la réelle efficacité de l'iridectomie, et nous nous croyons en droit de poser les conclusions suivantes :

1° La kératite interstitielle est une affection grave dont la guérison spontanée complète est tellement exceptionnelle qu'on peut dire qu'elle n'existe pas.

2° La syphilis joue un grand rôle dans son étiologie, mais elle n'est pas la cause unique ; il faut y ajouter toutes les conditions héréditaires ou acquises menant à la débilité constitutionnelle, à la misère organique.

3° L'iridectomie peut rendre de grands services dans le traitement de cette affection.

4° Cette opération doit être pratiquée le moins loin possible du début du mal, dès que la marche naturelle vers la résolution se trouve arrêtée, les autres moyens thérapeutiques devenant impuissants.

Imprimerie A. DERENNE, Mayenne. — Paris, boulevard St-Michel, 52.

Imprimerie A. DERENNE, Mayenne. — Paris, boulevard St-Michel, 52.

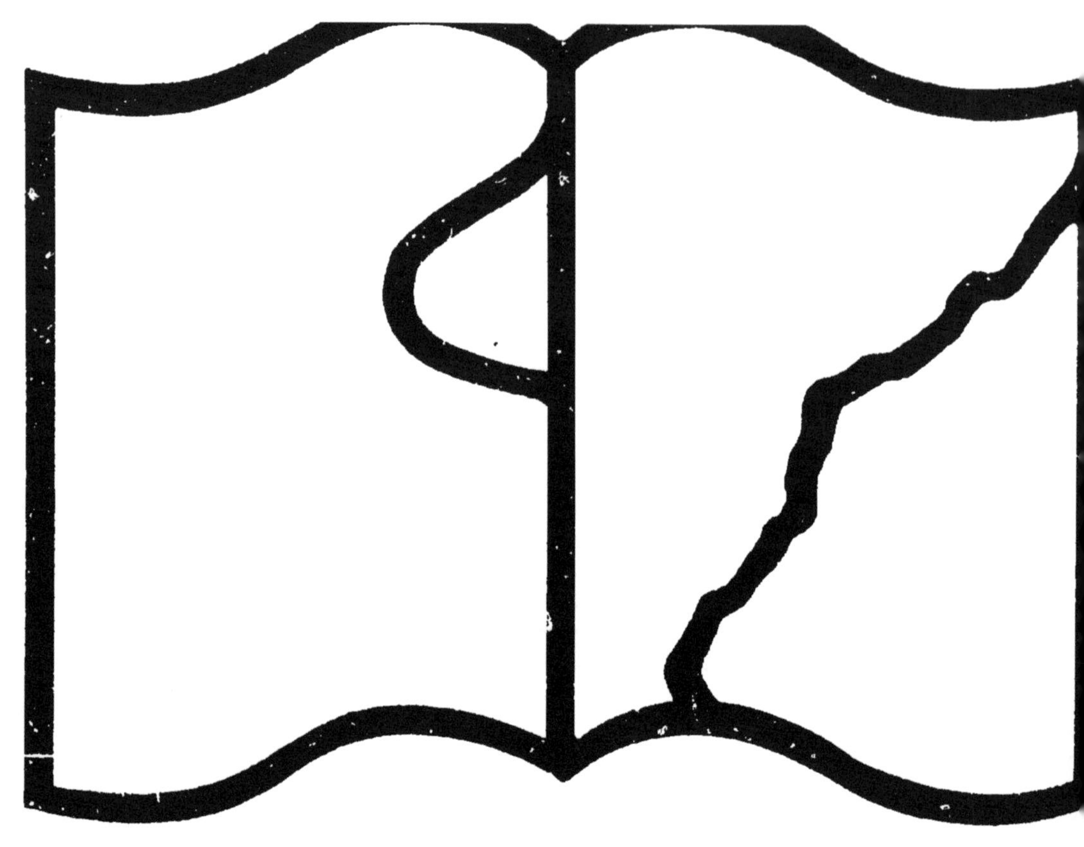

Texte détérioré — reliure défectueuse

NF Z 43-120-11

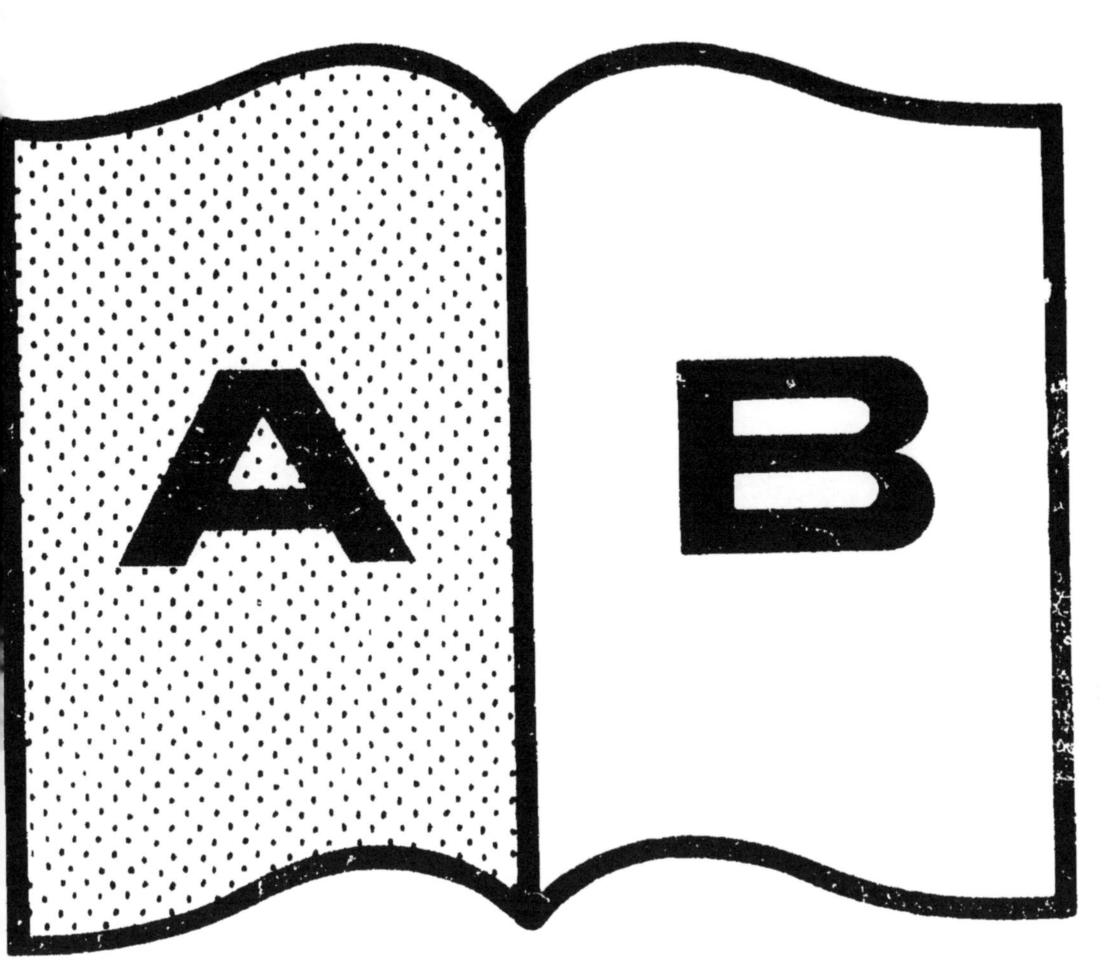

Contraste insuffisant

www.ingramcontent.com/pod-product-compliance
Ingram Content Group UK Ltd.
Pitfield, Milton Keynes, MK11 3LW, UK
UKHW020357250726
13967UKWH00005B/2333

9 782012 870994